NOUVELLE THÉORIE

SUR LE

CHOLÉRA-MORBUS.

MOYENS PRÉSERVATIFS,

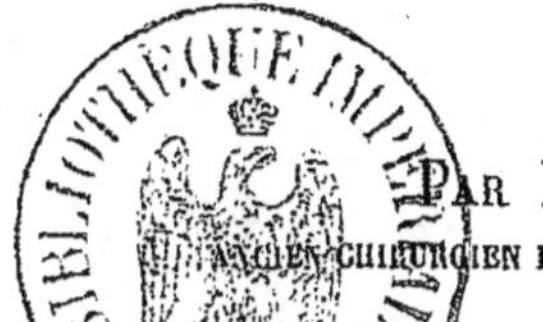

Par **BROCARD** (Jean-Louis),
ANCIEN CHIRURGIEN ET PHARMACIEN EN CHEF DE PLUSIEURS HOPITAUX MILITAIRES
DE FRANCE ET D'ALGÉRIE.

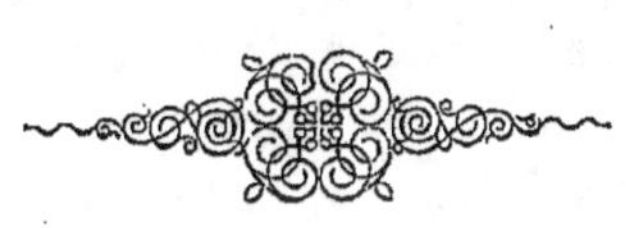

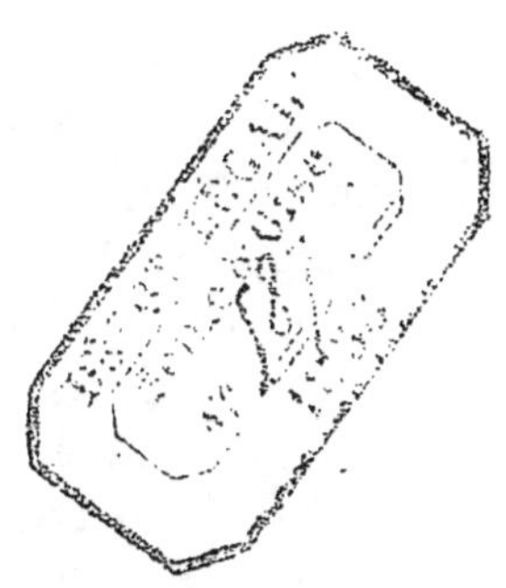

PARIS, 1855.

Le Choléra-morbus, déjà très-anciennement connu en France sous différents noms, quoique présentant les mêmes caractères, excepté ceux de l'épidémie, nous vient, comme on le sait, de l'Inde, où il a pris naissance aux bords marécageux du Gange.

Il y a à peu près quarante ans que, par des circonstances inconnues, il a quitté sa patrie pour aller à Java et dans les environs; plus tard il se rendit au Bengale, aux Iles de France, en Chine, et, s'approchant peu à peu, il pénétra en Russie, vint en Prusse, en Angleterre, et enfin, dans le mois de mars 1832, il éclatait à Paris et bientôt dans toute la France, où ses ravages ont épouvanté et décimé les populations.

Quoique vingt-quatre années se soient écoulées depuis, cette maladie est encore nouvelle pour la médecine quant aux causes véritables et au traitement positif; en effet, jusqu'à présent chaque médecin a fait des essais, et bien souvent les médicaments ont été appliqués au hasard. Les uns ont dit : Combattez les symptômes au fur et à mesure qu'ils se présentent; les autres ont dit au contraire : Attaquez le siége de la maladie sans vous occuper des symptômes.

La Faculté elle-même, dans les moments d'invasion du fléau, est si peu persuadée des moyens efficaces pour le combattre, qu'elle tolère tous les remèdes employés par des personnes étrangères à la médecine; aussi vous voyez à ce terrible moment une quantité innombrable de formules, fabriquées, les unes par des prêtres, celles-ci toujours dans une bonne intention; les autres par des personnes chez qui l'exploitation est le seul mobile.

J'ai lu, j'ai étudié une grande partie de ce qui a été écrit sur le choléra, mais jamais on n'a fait autre chose que de décrire la maladie et ses symptômes, de reporter des observations, des statistiques prises dans les hôpitaux ou chez les malades; j'ai vu aussi les différents traitements, dont pas un seul ne peut être affirmé efficace; mais je n'ai pas vu qu'on se fût assez occupé de la cause de la maladie; quelques médecins, je pourrais dire le plus grand nombre, l'attribuent à la saison des fruits, des melons, à la transition subite des chaleurs du jour aux nuits fraîches de l'automne; mais ces causes ne peuvent avoir lieu qu'en temps d'épidémie, car, sans cette circonstance, on peut manger impunément des fruits et supporter les chaleurs d'automne, et son humidité ou son froid de la nuit.

Mon but en écrivant cet opuscule est de rechercher la vraie cause de l'épidémie sans employer les mots scientifiques, afin que tous mes lecteurs puissent le comprendre.

Pour expliquer une chose hors de notre portée, il faut nécessairement admettre une théorie; je vais essayer de rendre la mienne compréhensible pour tous, et on verra, en la lisant attentivement, qu'au lieu d'une théorie j'explique des faits existants, mais jusqu'alors inconnus.

Pour bien définir le choléra, il faut regarder le malade comme véritablement empoisonné, et ici, personne ne me contredira; il faut aussi trouver une forme au poison, et il en a une; ce poison est bien séparé de l'air que nous respirons, car sans cela tous les individus habitant un même quartier, une ville, seraient infailliblement atteints du moment où le fléau y apparaîtrait; tandis que celui qui n'a pas respiré le poison cholérique, se trouve bien portant quand son voisin peut tomber foudroyé.

Il est donc par cela bien établi que ces deux individus, quoique enfermés dans un même appartement, n'ont pas respiré le même air; car comment comprendre qu'un air tellement vicié qu'il peut donner la mort en quelques heures, n'indispose pas celui qui vit dans le même milieu? Donc c'est un véritable empoisonnement, un empoisonnement par toxique et en présentant tous les symptômes, tels que la coagulation du sang, les vomissements, les crampes, les déjections alvines, etc.

Il faut donc qu'un poison particulier, pouvant se mouvoir à son gré ou être transporté par les courants atmosphériques, nous soit apporté par des causes que nous allons rechercher; mais avant, voyons quel peut être ce poison.

Il est bien positif qu'il n'est pas compris dans la classe des végétaux, car l'empoisonnement par ces substances n'occasionne pas les diarrhées abondantes que l'on observe chez les cholériques; les vomissements sont plutôt des vomituritions, et beaucoup d'autres symptômes manquent également.

Cherchons maintenant parmi les gaz, l'acide carbonique, par exemple; il asphyxie, il est vrai, mais il n'y a ni selles, ni vomissements, et de plus, comme je l'ai dit, un gaz se mêlerait à l'air et incommoderait tous ceux qui le respireraient.

Je ne vois donc qu'un seul poison, un poison animal, qui puisse fournir les différentes phases du choléra; ainsi M. Souti rapporte que certains serpents venimeux des pays qu'il a parcourus, causent des accidents semblables à ceux du choléra, y compris la couleur bleue de la peau.

D'après cela et la difficulté qu'il y aurait de chercher ou de comprendre que le poison cholérique se trouve dans les plantes, dans l'air et surtout dans les minéraux, il est plus rationnel de le croire dans le règne animal; dès lors il sera facile d'expliquer les mille phénomènes qui se présentent, soit par l'invasion du choléra, soit dans sa marche, soit enfin chez ses victimes.

La nature, si prodigue de ces phénomènes que nos recherches ne peuvent atteindre, peut avoir créé par des causes quelconques des petits êtres dont l'absorption par les muqueuses est un poison violent. Il ne faut pas ici se récrier et penser que je cherche l'impossible en parlant du volume infiniment petit de ces êtres, pour ne pas croire à une propriété essentiellement vénéneuse; n'en trouve-t-on pas la preuve dans certaines plantes, certains animaux et certains agents chimiques dont la plus petite parcelle tue....

Qui aurait dit, il y a quelques années, que chaque bouton de gale était habité par l'acarus? qui pourrait ne pas penser comme moi, quand on sait qu'une mouche s'étant posée sur des viandes en putréfaction et venant ensuite entamer à peine l'épiderme d'un animal, cause le charbon? Voyez combien peu il a fallu de poison et combien il doit être subtil ! Voyez de plus l'insecte qui, en se promenant ou cherchant sa nourriture sur la vigne, fournit l'oïdium. À sa première apparition on ne remarquait que le champignon, on ne voyait que la maladie sans en rechercher la cause, ou du moins elle restait ignorée. Comment donc ce petit insecte, qu'il porte un nom ou un autre, peut-il se mouvoir? et comment par sa petitesse infinie peut-il fournir une quantité de venin assez subtil pour faire périr une plante aussi vivace que la vigne? N'est-ce pas quelque chose d'analogue qui se passe pour la maladie des pommes de terre?

Maintenant du moment où nous admettons un corps animé, nous pouvons aussi lui donner des ailes qui le font mouvoir, ainsi que presque tous ces petits êtres, qui naissent même d'une manière spontanée, en sont pourvus.

Ces petits êtres, que j'appellerai animalcules cholérifères, peuvent et doivent par leur nature rechercher la nourriture qui leur convient, comme certaines mouches le sucre, d'autres les viandes, d'autres enfin les immondices.

Mes animalcules, eux, peuvent chercher leur proie près des individus atteints de causes prédisposantes et s'amasser dans un endroit à leur convenance où ils peuvent être aspirés par de robustes poumons, même par hasard, sans causes prédisposantes.

Il faut bien aussi que ces êtres cholérifères aient plus de sympathie pour un corps que pour un autre, et que vu leur extrême petitesse certain milieu suffise à leur nourriture aussi bien que la chair ou d'autres substances solides sont nécessaires à des animaux plus grands. Ainsi les foyers de putréfaction doivent nécessairement les attirer comme aussi l'haleine de certaines natures provenant d'un tempérament maladif, tels que la débilité, les fatigues, les privations, le chagrin, la frayeur et enfin toutes les émotions qui sont également des causes prédisposantes et qui fournissent un air, pour ainsi dire, déjà putride à ces animalcules qui le recherchent par nature, et qui, supportés par l'air ou par leurs ailes, sont facilement aspirés en s'approchant de la bouche ou des fosses nasales.

Comme médecin militaire, je me suis trouvé bien souvent en présence de l'épidémie, j'ai fait bien des autopsies sans y remarquer autre chose que ce qui a été écrit depuis, et aujourd'hui je regrette de ne pas avoir eu d'instruments d'optique à ma disposition ; j'aurais voulu voir les bronches dans leur plus grand détail et ensuite les poumons morceau par morceau, parcelle par parcelle ; la loupe peut-être m'aurait suffi, et la moindre petite chose qui m'aurait paru corps étranger, je l'aurais étudiée au microscope, et je suis sûr, qu'avec de la patience, au lieu d'imaginer une forme à l'animalcule cholérifère, j'aurais pu l'obtenir véritable ; car bien certainement il existe et c'est dans le poumon qu'on doit le trouver.

Le poison cholérique, suivant l'organe qui le reçoit, peut déterminer différents caractères de choléra ; ainsi l'animalcule étant respiré peut adhérer à son passage, être arrêté dans la gorge ou dans les fosses nasales, et quelque temps après être renvoyé au dehors par l'expectoration. Ici le poison, si subtil qu'il soit, n'a pu, par le peu de temps qu'il a séjourné, causer qu'un simple malaise auquel on pourrait donner le nom de cholérine.

Si au lieu d'être renvoyé par l'expectoration il est ingéré dans l'estomac par la déglutition de la salive ou de la nourriture, aussitôt surviennent les selles et surtout les vomissements qui, à leur tour, renvoient le poison ; mais comme avant d'être expulsé il a dû séjourner plus longtemps que celui qui n'a été qu'aux fosses nasales, et que l'estomac, par ses fonctions, active l'absorption, il est facile à comprendre que la maladie sera plus grave. Ce serait alors le choléra bénin, qui ne causerait pas la mort, mais qui serait une prédisposition bien dangereuse, car un autre animalcule, attiré par cette prédisposition, serait absorbé de nouveau et le malade succomberait. C'est ce qu'on a nommé jusqu'à présent une rechute.

Mais voici un cas malheureusement trop commun, c'est quand l'animalcule cholérifère est, par l'aspiration, directement reçu par les poumons, où l'on doit comprendre que par la quantité de sang qui s'y rend pour s'oxygéner, le poison doit être immédiatement porté dans toute la circulation et empoisonner la masse du sang. En effet, dans ce cas il lui est impossible de se dégager de cet organe comme il a pu le faire des fosses nasales, des bronches ou de l'estomac ; il ne pourrait y parvenir que par les différentes déperditions occasionnées par la maladie, mais l'asphyxie, c'est-à-dire la mort, arrive avant son évacuation complète.

D'après cela, on est forcé de reconnaître qu'il y a, malgré les mêmes symptômes, le choléra dont on meurt et celui dont on ne meurt pas.

Si le choléra se déclare dans un pays avec peu d'intensité, on lui donne le nom de cholérine; dans d'autres il se déclare avec la plus grande vigueur, et peu de victimes échappent. D'où vient donc cette différence? Comment se fait-il que l'animalcule, même étant reçu par les poumons, ne causera que des cholérines ou de simples diarrhées dans certains endroits, et que dans d'autres il sera mortel?

Il faut pour cela se figurer voir ces petits êtres bien formés, complets, robustes et forts dans leur nature, mais chassés d'un pays lointain par une tempête, un vent continuel; ils ont des mers à traverser, ils sont battus par la pluie, en un mot ils ont souffert et dépéri par une cause ou par une autre; ils arrivent dans un canton à moitié dénaturés, et dans cet état de destruction on comprend facilement qu'ils ne causeront pas les mêmes accidents; de là la cholérine seulement ou des maladies dessinant les mêmes caractères.

Mais si on leur laisse le temps de se reposer, de se refaire, ou bien qu'au lieu d'arriver mutilés, dégénérés, ils soient doucement supportés par l'air qui les dirige, et qu'au lieu d'avoir fait un long voyage, ils quittent un pays proche, ce ne sera plus la cholérine, mais bien le choléra qui se manifestera avec toute l'intensité possible. C'est ainsi que d'Angleterre, en franchissant le détroit, ils sont venus s'abattre contre les côtes de Calais, où les premiers cas de choléra se sont déclarés en France, et il est bien probable que si les vents n'avaient pas eu l'obstacle de ces côtes, ces animalcules auraient continué leur route et auraient pour le moment épargné Calais; ce qui prouve une fois de plus que le poison cholérique n'est dû qu'à des êtres animés; et puis dans la circonstance où s'est trouvé ce pays, c'est qu'avant d'y voir le choléra vraiment mortel, la commencé par la cholérine, d'où l'on peut conclure que ces animalcules y sont arrivés fatigués, maladifs, en un mot dégénérés, et que ce n'est qu'après un repos qui les a rétablis, que le choléra s'est déclaré avec vigueur.

Expliquons maintenant comment le fléau s'arrête sur une contrée où il exerce des ravages immenses sans qu'une autre contrée voisine en soit incommodée; on voit encore par là que si tout l'air était empoisonné, ceux qui se trouveraient sous le vent s'en ressentiraient, tandis que rien de semblable ne se fait remarquer.

C'est donc un vrai banc d'animalcules cholérifères qui s'abat comme le ferait un banc de sauterelles, qui séjournent jusqu'à ce qu'elles aient tout dévoré ou qu'elles soient chassées par d'autres causes.

On a dit aussi que le choléra suit les rivières ; mais quoi de plus naturel, souvent leurs bords sont marécageux ou leurs eaux sont sales ; ensuite on concevra facilement que les courants atmosphériques qui supportent et conduisent ces animalcules ne rencontrent aucun obstacle, ils n'ont qu'à suivre entre les montagnes les sinuosités tracées par les rivières elles-mêmes.

Quant au retour de l'épidémie en France à des époques presque fixes et périodiques, on peut l'attribuer à de nouveaux êtres formés par des larves laissées l'année précédente dans un endroit choisi par leurs parents ; car la nature a des lois immuables et les animaux sont tous organisés pour la reproduction. Ces larves peuvent périr ou subir leur métamorphose suivant les circonstances, et, ce qui viendrait à l'appui de ce que j'avance, c'est toujours par le midi de la France que commence l'épidémie, et ce qui est encore à remarquer, c'est là qu'elle est le plus forte. En effet, soumises à la chaleur du midi, qui se rapproche davantage du climat qui les a engendrées, elles doivent être plus précoces, et étant écloses dans ces conditions, elles ont moins souffert et sont moins déclimatées que dans le nord. On voit qu'en 1832 le choléra est arrivé à une autre époque qu'à celle pour ainsi dire périodique où il se présente aujourd'hui, c'est-à-dire qu'il a fait invasion à Paris au mois de mars et que maintenant il attend l'automne. Mais, si l'on tient compte de la différence qui existe entre la température de l'Inde et celle de la France, on verra que ces animalcules doivent avoir été engendrés beaucoup plus tôt et nous être venus comme je l'ai expliqué plus haut ; d'après cette raison, les larves déposées dans le nord ne doivent donc éclore qu'après celles du midi.

A la première invasion les malades succombaient en quelques heures, et aujourd'hui la maladie paraît avoir diminué d'intensité, ce qui porte à croire qu'avec le temps elle finira par s'acclimater et même par s'éteindre, à moins de circonstances comme celles qui nous ont apporté la première fois ces bancs d'animalcules cholérifères qui n'existent plus, car ce ne sont plus les mêmes. Ceux qui résident chez nous maintenant ont dû nécessairement dépérir à chacune de leurs générations ; c'est ainsi qu'il faut comprendre que l'épidémie doit apparaître avec moins de gravité au fur et à mesure que ces générations se renouvelleront, et déjà, quoique le choléra dernier ait fait beaucoup de victimes, il est à remarquer qu'il les tenait plus longtemps à l'agonie, c'est-à-dire qu'au lieu de succomber en quelques heures il n'était pas rare de voir la maladie se prolonger plusieurs jours, et le malade n'échappait au choléra que pour mourir d'une fièvre typhoïde. C'est que le poison ayant encore assez de force pour décomposer le sang en manquait pour offrir tous les symptômes du choléra, où les crampes sont devenues très-rares.

Si, à l'autopsie, on suit l'appareil digestif dans toute son étendue, on remarque que là ne sont pas les plus fortes lésions, elles ne sont qu'une conséquence; et si on a vu des parties de la membrane interne de l'estomac se détacher par petites plaques, je dirai encore qu'un de mes animalcules aura pu y être ingéré par la déglutition, et, par sa propriété corrosive, avoir produit ces désordres. J'ai vu plus souvent l'estomac intact, mais quelquefois d'une couleur violacée que j'attribue à la nouvelle couleur du sang; je l'ai dans beaucoup de cas trouvé rétréci, ce qui s'explique par les efforts violents et continuels dans les vomissements, et par les déperditions de substance si remarquables dans cette maladie.

Les intestins, excepté quelques taches rougeâtres non adhérentes, ne m'ont pas paru devoir davantage occuper mon attention; du reste l'injection du sang noir des cholériques doit avoir lieu dans le foie, dans la rate et dans tous les viscères.

Mais voyons l'appareil de la respiration, c'est là que nous allons trouver des désordres où l'on voit que la vie n'est plus possible que par miracle.

Je regarde comme peu importante la couche blanchâtre qui revêt la muqueuse des fosses nasales, ainsi que les taches rosées du larynx; aussi passons aux poumons.

Comme j'ai cherché à me mettre à la portée de tout le monde, je dois encore expliquer ici que les vaisseaux sanguins contiennent deux espèces de sang, les uns le sang noir, celui des veines; et les autres, le sang rouge, parcourant les artères. Le sang noir est chargé dans sa marche de substances qu'il est inutile de définir, et a besoin de se débarrasser du carbone qu'il contient; c'est donc par l'hématose, c'est-à-dire en passant par les poumons qu'il reçoit l'air, dont une partie, l'oxygène, s'empare du carbone pour former de l'acide carbonique, que l'expiration renvoie; par cette opération le sang noir se revivifie, et de noir qu'il était, devient rouge et se rend de nouveau dans les artères ; ainsi, voyez avec quelle vitesse a lieu la circulation et avec quelle rapidité le sang tout entier doit être vicié, quand le poison cholérique touche aux poumons.

Si après la mort vous les coupez, il s'en échappe des gouttes d'un sang très-noir, épais, visqueux, ce qui prouve que l'hématose n'a pu avoir lieu, et que le sang ne pouvant s'oxygéner, il entraîne l'asphyxie, par conséquent la mort.

Voyons maintenant la composition atomique de ces êtres jusqu'à présent invisibles, cherchons la manière de les chasser, peut-être même de les anéantir.

Puisque, malgré ma conviction, je n'ai encore parlé que par hypothèse, je vais continuer la même voie, ne pouvant donc rechercher que les probabilités.

Mais que le poison cholérique soit aériforme ou animé, il sera toujours composé de quatre éléments indispensables, qui sont l'oxygène, l'hydrogène, le carbone et l'azote ; maintenant que par un agent chimique on parvienne à dénaturer ce corps en lui enlevant un élément de sa composition, il n'existera plus, il sera décomposé comme si on retirait tout l'oxygène de l'eau.

En cherchant quels sont les corps qui ont le plus d'affinité pour un de ceux qui forment l'animalcule cholérifère, on verra que le chlore s'empare avec une grande facilité de l'hydrogène pour former de l'acide chlorhydrique. C'est ainsi qu'on désinfecte l'air répandu par les cadavres en putréfaction ou autres lieux, parce que le chlore, en présence de l'hydrogène, formant l'air infectant, s'en empare et le décompose, et quand bien même, dans le cas où nous parlons, le chlore ne décomposerait pas complétement l'animalcule cholérifère, il est plus que probable que ce dernier emploierait tous les moyens possibles pour s'éloigner d'une substance qui en tout cas lui est nuisible ; ainsi qu'une fourmi redoute la chaux, parce que sa combinaison étant l'acide formique, il a une grande affinité pour cet alcali.

Quelques personnes étrangères à la chimie pourraient demander pourquoi une fourmi est formée d'autre chose que l'animalcule cholérifère, car il pourrait lui-même, aussi bien qu'elle, posséder une composition particulière ? Non ; car l'acide formique est aussi composé d'une partie des éléments que j'ai désignés.

S'étendre davantage sur ce sujet serait vouloir faire un cours de chimie.

Une grande question a été posée, c'est celle-ci :

Le choléra est-il contagieux?

D'après moi et d'après ma théorie il ne peut l'être ; et, s'il est dangereux d'approcher ou de séjourner avec des malades atteints du choléra, la cause en est bien simple.

Vous voyez qu'un peu de miel répandu attire à l'instant une multitude de mouches ; un cadavre abandonné est bientôt connu des oiseaux de proie ; il en est de même de mes animalcules, qui, comme tous ces animaux, possèdent l'instinct de pourvoir à leur nourriture ; de sorte qu'aussitôt qu'un air dégage des miasmes qu'ils recherchent, ils s'en approchent. De là le danger, mais non la contagion. Du reste, on a eu souvent l'occasion de voir des personnes coucher avec des cholériques sans se ressentir de l'épidémie. Je sais bien que d'autres en sont mortes ; mais aussi quelle frayeur ! quelle prédisposition ! quand un mari, une femme, est obligé d'abandonner sa couche à un *cholérique*, rien que ce mot épouvante.

Par la raison que les animalcules s'approchent de l'air qui leur plaît ou qui les nourrit, ils doivent s'éloigner de celui qui leur déplaît ou qui leur est nuisible ; ainsi donc il ne faut pas voir comme inutiles certains parfums dont l'odeur sera regardée comme préservatif. Aussi voyez-vous que de tout temps on a recommandé le camphre ou autres substances volatiles : le vinaigre des quatre-voleurs, si préconisé anciennement, n'est lui-même qu'un composé de plantes ou de produits odoriférants.

A l'épidémie de 1835 et 1848 en Afrique, les Arabes ont remarqué que ceux qui habitaient près des ruisseaux étaient plus exposés ou se ressentaient plus de la maladie que ceux résidant même près des lacs ou rivières marécageuses. Ils le disent sans en rechercher la cause, mais ne proviendrait-elle pas de la grande quantité de lauriers-roses qui bordent tous les ruisseaux de ce pays, qui attireraient les animalcules à la manière de certains arbres sous lesquels on voit voltiger et s'ébattre des nuées de petits moucherons ; ces animalcules pourraient très-bien, soit par goût, soit pour leur nourriture, rechercher l'odeur de l'acide hydrocyanique dégagé par ces plantes. Les Arabes ne boivent pas de vin ni de liqueurs fermentées, leur religion le défend ; ils ne se risquent que pour l'oued allah, dont ils connaissent les vertus ; mais je me souviens avoir voulu offrir à quelques-uns de la crème de noyau ; ils en ont goûté pour me faire plaisir, et aussitôt ils se sont éloignés en me disant qu'ils préféreraient boire dix karas de vin que de prendre de cette liqueur dont le parfum attire le choléra comme les lauriers-roses.

Cette observation, si elle est exacte, doit priver bien des personnes qui aiment l'odeur d'amandes amères, soit en pommade, soit en boisson.

Mais si l'odeur du noyau paraît dangereuse, on peut être sûr que la fumée, celle du tabac surtout, à cause de son âcreté, doit éloigner ces petits animaux, comme elle le fait pour les moucherons, ce qui me rappelle que dans un village d'Afrique, à Douaouda, district de Koléah, par ma position de médecin j'ai cherché à rendre service à ce malheureux pays, décimé par l'épidémie de 1848.

Je conseillai donc au maire d'inviter les colons à ramasser des plantes odorantes et résineuses, ainsi que les côtes de tabac qu'ils pouvaient avoir de leur récolte ; ensuite d'acheter un demi-litre de chlore liquide pour chaque maison. A une heure fixée, le chlore fut répandu dans tous les appartements, et simultanément on alluma dans toutes les rues les plantes devant chaque porte. Ici le chlore a-t-il détruit les animalcules cholérifères, ou bien, comme la fumée, n'a-t-il fait que les éloigner ? ce qu'il y a de positif, c'est qu'à partir de ce moment aucun nouveau cas ne s'est manifesté dans le village, ni même dans les environs.

M. J. Guérin, dans un mémoire qu'il a adressé à l'Institut en 1832, a appelé l'attention des médecins sur les indigestions qui précèdent le choléra quatre-vingt-dix fois sur cent; c'est ce qu'il nomme incubation ; il dit que cette période dure de deux à huit jours. Pour moi, l'incubation ne devrait pas exister. Car comment penser qu'un poison tellement violent qu'il foudroie, peut être supporté pendant plusieurs jours dans l'organisme.

On a voulu prouver l'incubation en disant qu'un voyageur quittant une ville envahie par le fléau, et se rendant dans une autre ville où pas un seul cas de choléra n'existe, a mis huit jours pour son voyage, et à son arrivée il est attaqué par la maladie. Ah! d'après cela, comment ne pas croire à l'incubation? C'est vrai, mais je n'y crois pas davantage, car un voyageur abandonnant un pays d'où souvent la peur le chasse, est entouré d'animalcules, son linge sale est placé dans sa malle, ces animalcules le recherchent pour son odeur malsaine, et sont enfermés avec lui, de sorte qu'après un certain temps, à l'ouverture de la malle, ils en sortent et peuvent être aspirés par le voyageur déjà atteint de causes prédisposantes, LA FRAYEUR. Ou bien ils s'échapperont et causeront des cas isolés, qu'on n'a pu jusqu'à présent expliquer. Mais revenons aux indigestions, et n'est-on pas plutôt porté à croire que les précautions que l'on prend en temps d'épidémie, et qui souvent font changer la manière de vivre, jointes à un peu de crainte, sont plutôt une cause prédisposante, pour ainsi dire imminente, qui les procure.

Il est donc bon, urgent même, de ne pas changer de manière de vivre, surtout de ne pas réduire les aliments, car la débilité survenant peut amener de graves accidents; préférez la viande si vous en avez l'habitude, mangez à votre appétit sans le dépasser, ne craignez pas les épices si vous pouvez les supporter, elles aident à la digestion.

Les liqueurs alcooliques sont sans contredit de bons digestifs, et on a vanté avec raison le rhum, le genièvre, et aujourd'hui comme supérieur à tout cela, l'oued allah ou liqueur arabe dont les propriétés sont essentiellement reconnues apéritives. De plus son parfum tenace et persistant doit éloigner l'animalcule cholérifère. Prise après les repas, l'estomac en sait gré par le bien-être qu'il fait éprouver. Il ne faut pas pour cela en boire une grande quantité malgré son goût délicieux, car l'effet digestif étant obtenu, ce n'est pas ce que l'on peut boire en plus qui produit le bien espéré, mais seulement l'odeur continue qui s'exhale de la bouche durant un certain temps après l'ingestion; alors, si on craint de tomber dans un état d'ivresse par l'abus, il faut se contenter de s'en gargariser souvent. Cette liqueur a de plus sur le rhum et le genièvre l'agrément de ne pas répandre une odeur forte et désagréable que les dames ne peuvent supporter; au contraire, l'oued allah laisse exhaler de la bouche de celui qui en fait usage une odeur de bouquet qui plaît à tout le monde.

Quand l'époque de l'épidémie arrive ou qu'on la voit approcher, profitez aussitôt de son absence pour nettoyer les endroits malsains de vos maisons, de manière à ne remuer aucuns fumiers pendant son séjour; je ne veux pas parler de celui des chevaux, rien n'a fait remarquer qu'il attire l'animalcule; mais méfiez-vous de celui de volailles ou de débris d'animaux, et si pendant l'épidémie vous en avez un amas, gardez-vous bien d'y toucher, ayant soin toutefois de l'arroser souvent de chlorure de chaux.

Ne laissez pas vos fenêtres ouvertes le soir, car la lumière peut attirer les animalcules cholérifères, comme elle attire les moucherons.

Si vous avez la diarrhée, c'est qu'un d'eux aura séjourné un moment dans les fosses nasales et que par l'expectoration vous l'aurez renvoyé; aussi traitez-vous immédiatement pour chasser cette cause prédisposante.

Pour prévenir le retour du choléra les années suivantes, les plus petites précautions sont toujours bonnes à prendre ; aucunes parties d'animaux ne doivent séjourner à la surface du sol, et tous les cadavres provenant de l'épidémie ou d'autres causes, doivent être enterrés profondément et même recouverts de chaux vive, car les animalcules cholérifères ont dû les choisir pour y déposer leurs larves, qui s'y entretiennent et s'y nourrissent jusqu'à leur éclosion.

La propreté du linge est très-nécessaire sur le corps, gardez-le le moins possible dans vos greniers quand il est sale ; si vous voyagez et que vos malles soient ouvertes dans un pays où règne l'épidémie, mettez-y du camphre ou des odeurs fortes.

On sait que le choléra se déclare plutôt la nuit que le jour ; cela provient de ce que si un ou plusieurs animalcules sont enfermés dans l'appartement où l'on couche, il y a grande chance de l'aspirer ; car, dans le courant de toute une nuit, presque tout l'air enfermé dans la chambre a dû passer par les poumons. Une autre raison peut encore exister, c'est quand on se couche trop tôt après le repas, et qu'une indigestion étant survenue a occasionné une cause prédisposante. Oh ! méfiez-vous des indigestions, puisque vous avez vu plus haut que quatre-vingt-dix fois sur cent, elles ont causé le choléra.

Je vous ai donné le nom de la liqueur arabe, oued allah, profitez-en, avec elle point d'indigestions.

Les personnes faibles, d'un tempérament épuisé, sont nécessairement plus exposées à la maladie régnante que les autres, mais il est à remarquer qu'elles meurent moins vite quoique aussi sûrement victimes que celles qui jouissent d'une santé robuste. Ce qui prouve encore que c'est bien par les poumons qu'a lieu l'empoisonnement ; car chez les individus très-forts que l'on voit succomber en quelques heures, aussitôt que l'animalcule est par l'aspiration dirigé dans l'appareil respiratoire, la circulation est tellement active que la maladie doit marcher avec la plus grande rapidité.

C'est pour ainsi dire par hasard que dans le dernier cas l'animalcule cholérifère a été respiré, tandis que chez les individus ne jouissant pas d'une bonne santé, ce qui souvent provient des privations d'une bonne nourriture que l'estomac trop faible ne peut supporter, il faut employer quand il en est temps tous les moyens de remédier à cette cause, non-seulement prédisposante pour le choléra, mais encore nuisible à une longue vie.

Fortifiez donc cet organe par des moyens sûrs; n'employez pas les épices trop excitantes si vous n'en avez pas l'habitude, ils aggraveraient la maladie; mais essayez l'oued allah par petites portions d'abord, et vous verrez aussitôt revenir l'appétit et les digestions avoir lieu comme par enchantement; alors vous direz comme moi, et vous serez les premiers à recommander ce moyen aux convalescents qui n'osent prendre une nourriture, qui peut amener les rechutes.

Craignez la débilité, les fatigues, les privations, surtout le chagrin et la frayeur; car les affections morales sont terribles et souvent mortelles en temps d'épidémie.

Quant au traitement du choléra, on voit que tous les médicaments ont échoué; la cause en est simple; en effet, quand le poison est mêlé au sang, il est impossible, par le peu de temps qu'il laisse, d'y appliquer un remède, qui n'est pas encore connu, mais qui positivement doit exister; c'est peut-être parmi les corps gazeux qu'il faudra le chercher, de manière qu'il suive avec la même vitesse le chemin qu'a suivi le poison; il se pourrait que par ce moyen l'animalcule cholérifère fût surpris dans les poumons avant même que son venin fût répandu dans le sang où il le poursuivrait encore.

Après avoir lu cet opuscule, on dira, comme on a dit des autres sur le même sujet : on n'y voit rien qui guérisse le choléra... C'est que chacun est avide du remède, et, certes, celui qui le découvrira aura droit à la reconnaissance du monde entier.

Pas plus qu'un autre je ne le donne, mais j'expose une théorie qui doit mettre sur la voie de le trouver, et cette théorie, plus que toute autre, doit être exacte, car, avec elle, on peut expliquer tout ce qui a rapport au choléra, et bien certainement l'avenir prouvera qu'aujourd'hui j'ai raison.

(336) SAINT-CLOUD. — IMPRIMERIE DE Mme Ve BELIN.